I0076722

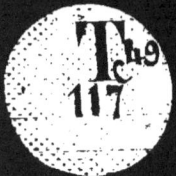

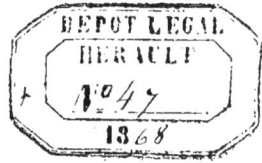

CONSEIL CENTRAL

D'HYGIÈNE ET DE SALUBRITÉ PUBLIQUES

DU DÉPARTEMENT DE L'HÉRAULT

SÉANCE DU 23 JANVIER 1868

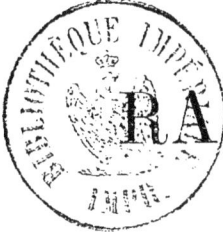

RAPPORT

SUR

L'ASSAINISSEMENT DU VERDANSON

PAR

M. le Prof DUMAS

VICE-PRÉSIDENT DU CONSEIL ET RAPPORTEUR DE LA COMMISSION MIXTE

COMPOSÉE DE

MM. DORÉ, DUPONCHEL, FONSSAGRIVES, MARÈS ET DUMAS

MONTPELLIER

RICARD FRÈRES, IMPRIMEURS DE LA PRÉFECTURE

rue Dauphine, 14

1868

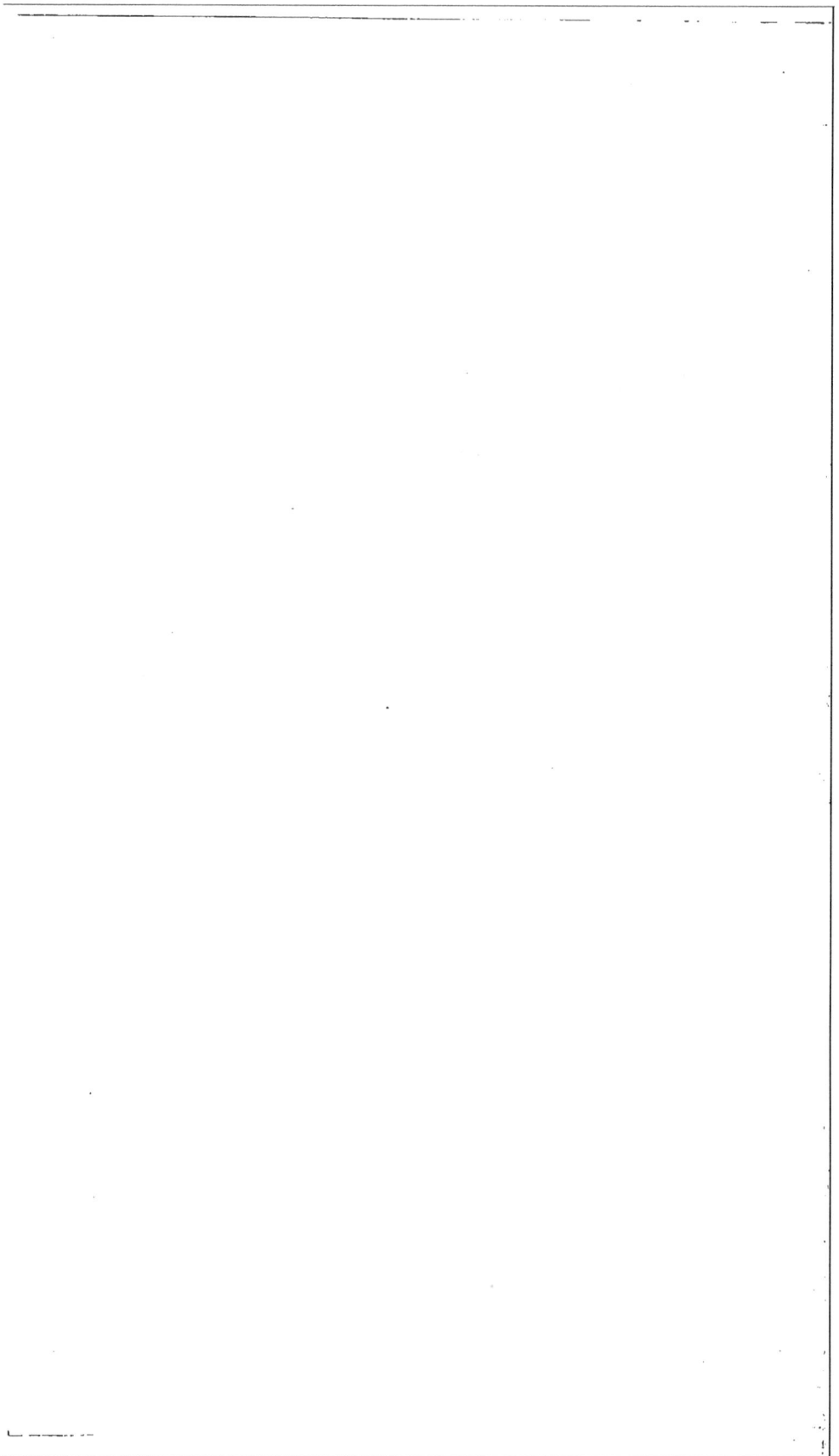

RAPPORT

SUR

L'ASSAINISSEMENT

DU

VERDANSON

Messieurs,

Rapporteur de la Commission mixte chargée d'étudier la question relative à l'assainissement du Verdanson, nous avons l'honneur de vous communiquer le résultat de ses travaux.

Le 14 Octobre 1865, une lettre de M. le Maire de Montpellier à M. Henri Cazalis, propriétaire du Clos de Lavanet, l'informait qu'un rapport de police signalait, comme cause d'insalubrité, les eaux de son usine déversées dans le lit du Verdanson.

Tout en observant à M. le Maire que la plainte formulée contre lui n'avait pas de raison d'être, les inconvénients signalés se rattachant bien plutôt à l'arrivée dans le Verdanson des eaux d'une laverie de morues, exploitée au voisinage de l'octroi de la Pile, et de celles du ruisseau des Vaches, M. Henri Cazalis s'empressa, dès ce moment, de ne plus verser directement les eaux de sa fabrique dans le lit de ce ruisseau, et les transporta à son usine de la Pile pourvue d'un égout où elles sont jetées depuis.

A cette occasion, M. Henri Cazalis entretenait M. le Maire des mesures qui, d'après lui, devraient être prises, dans l'intérêt de la santé publique, pour mettre un terme à un état de choses regrettable, et engageait ce Magistrat à faire étudier la question, à apprécier les dépenses nécessaires, disposé qu'il était à accepter la quote-part proportionnelle qui lui reviendrait, si tous les intéressés, Administration et particuliers, se trouvaient aussi disposés que lui-même à faire les sacrifices nécessaires, et à n'exiger des autres que ce qui était juste.

Cette démarche étant restée sans résultat, et l'apparition du choléra lui inspirant quelques inquiétudes, M. Cazalis s'adressa, le 23 Juillet 1866, à M. le Préfet pour lui signaler l'état d'insalubrité du cours du Verdanson, dont le mauvais entretien compromettait, à ses yeux, l'état sanitaire de toute cette portion de la ville de Montpellier comprise entre le faubourg Boutonnet et la route de Ganges : ce résultat est d'autant plus facile à comprendre, dit-il, que ce ruisseau sert, en quelque sorte, d'égout à une partie des riverains, reçoit, près de l'Hôpital-Général, l'égout dit de la Pile, le ruisseau des Vaches remplissant le même rôle pour les quartiers des Arcades, du Carré-du-Roi et du faubourg St-Jaumes; d'où accumulation, dans son lit, d'eaux infectes qui , sans inconvénients si elles affluaient dans une masse d'eau suffisante pour les délayer, croupissent, au contraire , pendant tout l'été, à l'état de flaques fétides dangereuses pour la santé publique , et compromettent ainsi la salubrité des établissements importants publics ou privés, mais dignes , à tous égards, de la sollicitude de l'Administration , tels que : l'Asile des aliénés St-Côme, l'École normale d'instituteurs, l'Usine de Lavanet, l'Hôpital-Général, la fabrique de crème de tartre de M. Vernière, le Séminaire, la Maison centrale et le nouvel Abattoir, qui s'élèvent à peu de distance de son cours.

En attendant, ajoute M. Cazalis , que l'Administration municipale réalise son projet d'égout couvert qui, de concert avec les riverains, serait construit dans le lit du Verdanson pour le service de ces quartiers, et dans le but de remédier, au moins temporairement, à une situation aussi fâcheuse, l'Administration chargée de l'entretien des cours d'eau , et , en particulier, MM. les Ingénieurs du service hydraulique, ne pourraient-ils pas faire pratiquer d'urgence quelques rigoles destinées à faciliter l'écoulement des eaux impures et fétides qui stagnent dans certains creux profonds au-dessous de la chaussée inférieure du domaine de Lavanet , de manière à ce qu'elles puissent arriver jusqu'à l'égout couvert qui s'ouvre en amont du pont de l'Hôpital-Général?

Cette lettre, transmise à MM. les Ingénieurs du Service hydraulique, donna lieu , de leur part, à un rapport dans lequel, après avoir résumé les faits mentionnés par M. Cazalis, notre honorable collègue, M. Duponchel,

Ingénieur ordinaire, et M. Doré, Ingénieur en chef de ce Service, ajoutaient :

« Les considérations sur lesquelles insiste l'auteur de la lettre à M. le Préfet, sont en partie fondées, et il serait sans doute à désirer que le lit du Verdanson pût être amélioré; mais dans l'impossibilité où s'est trouvé le Service hydraulique de faire aboutir un projet de délimitation régulière et de curage de ce ruisseau, il ne nous paraît pas que l'Administration départementale ait à intervenir de nouveau dans la question. Les mesures réclamées par le pétitionnaire, au point de vue de l'hygiène et de la salubrité publique, étant surtout du ressort de l'autorité municipale, les soussignés ne peuvent que proposer de renvoyer la lettre ci-jointe à M. le Maire de Montpellier, en la recommandant à toute sa sollicitude. »

En réponse à cette communication, M. le Maire de Montpellier établit que, sur son invitation, M. Cazalis a fait écouler un dépôt considérable d'eau sale provenant des déversements de son usine de Lavanet, qu'il a comblé une excavation dans laquelle ces eaux croupissaient, qu'il doit enfin transporter les résidus liquides de cette usine dans celle de la Pile, d'où ils seront évacués dans un égout de la ville.

M. le Maire fait en même temps connaître les projets de l'Administration municipale de détourner l'égout de la rue Font-Putanelle pour le raccorder à celui de la rue Auguste Broussonnet, abandonné depuis un certain temps, mais dans lequel elle se propose de diriger aussi les eaux du ruisseau des Vaches (le trop plein de ce dernier devant seul, à l'époque des pluies abondantes, aboutir au Verdanson), si toutefois elle ne donne pas la préférence à la construction d'un conduit couvert qui amènerait les eaux de ce ruisseau dans le grand égout collecteur existant déjà dans le lit de ce cours d'eau.

M. le Maire de Montpellier avertit ensuite M. le Préfet qu'il a donné des instructions pour que l'établissement de M. Rech et celui de l'École normale soient pourvus de fosses destinées à recevoir les matières fécales et autres résidus qui ne seront plus évacués désormais dans le ruisseau dont on réclame l'assainissement.

Il observe, enfin, que l'Administration municipale ne saurait se charger de veiller à l'écoulement des eaux croupissantes du Verdanson, comme le demande M. Cazalis, parce que la ville n'est pas propriétaire de ce ruisseau, et que la police des eaux ne lui incombe pas plus que l'obligation de pourvoir à leur écoulement.

Tout en reconnaissant que les mesures mentionnées par M. le Maire de Montpellier justifiaient de sa vive sollicitude pour tout ce qui intéresse la salubrité publique, MM. les Ingénieurs du Service hydraulique ne purent s'empêcher d'observer qu'ils auraient à intervenir s'il s'agissait d'assurer le libre régime du ruisseau du Verdanson, mais qu'ils avaient fait, à cet égard, tout ce qui était de leur ressort, en étudiant, à diverses reprises, les questions qui se rattachaient à son curage et à sa délimitation.

Les plaintes les plus sérieuses auxquelles peut donner lieu son état actuel provenant surtout, ajoutent-ils, du séjour et de la stagnation des eaux chargées d'immondices et de résidus de fabrique qu'il est exposé à recevoir sur plusieurs points de son parcours; il est à espérer que les améliorations faites par l'Administration municipale et surtout celles qui sont en projet, seront de nature à remédier à la plupart des inconvénients dont M. Cazalis et bon nombre de riverains ont à se plaindre. S'il en était autrement, et que de nouvelles réclamations vinssent à surgir, c'est au Comité d'hygiène qu'il appartiendrait d'intervenir; il aurait, dans ce cas, à nommer une Commission qui se rendrait sur les lieux, étudierait, en présence des intéressés, les causes réelles de l'insalubrité de ce cours d'eau, établirait la part de responsabilité qui doit incomber à la charge des riverains ou des industriels dont l'exploitation peut plus particulièrement la déterminer.

C'est dans ces conditions que le dossier vous ayant été communiqué, dans votre séance du 10 Janvier 1867, vous avez décidé, sur la proposition de M. Fonssagrives, qu'il y avait lieu, vu l'importance du sujet et des intérêts divers qui s'y rattachaient, de confier à une Commission le soin de les étudier. M. le Préfet ayant approuvé cette proposition, désigna MM. Doré et Duponchel pour faire partie de la Commission, vous laissant le soin de désigner les autres Membres dont il ratifiait d'avance le choix, en nous autorisant, comme Vice-Président du Conseil, à convoquer ensuite la Commission pour les lieux, jours et heures qui nous paraîtraient les plus convenables.

Le 28 Février, conformément à la lettre du chef de l'Administration départementale, et sur nos propositions que M. Fonssagrives voulut bien lui transmettre, le Conseil désigna MM. Fonssagrives, Marès et Dumas pour compléter la Commission mixte dont nous allons vous faire connaître les travaux et les propositions.

Après un examen attentif de la question, les Membres de la Commission ont pu se convaincre qu'elle n'était pas aussi simple qu'elle pouvait le paraître à première vue, et que des intérêts de plusieurs ordres s'y rattachaient de la manière la plus intime ; aussi ont-ils pensé qu'il leur appartenait de ne rien négliger de ce qui pouvait éclairer l'Autorité sur la convenance des mesures propres : 1º à améliorer la situation en détruisant, autant que possible, les causes d'insalubrité existantes ; 2º à la prévenir en faisant disparaître les dégradations qui peuvent être la conséquence des crues d'eaux subites ; 3º enfin, à utiliser les matières fertilisantes qui, dans les conditions actuelles, sont entièrement perdues pour l'agriculture.

Chercher à déterminer les causes de l'insalubrité du Verdanson étant le premier de ses devoirs, la Commission s'est rendue sur les lieux, et a pu apprécier les circonstances spéciales qui, à ce point de vue, justifiaient son intervention. C'est ainsi que ses Membres ont pu se convaincre que l'Asile des aliénés de St-Côme ne déversait rien dans le Verdanson, ou du moins dans le ruisseau qui le continue en amont de l'usine de Lavanet, des fosses établies depuis plusieurs années, sur les injonctions de M. le Maire de Montpellier, suffisant pour empêcher toute évacuation, au dehors de l'établissement, des eaux ménagères, des matières excrémentitielles, solides et liquides provenant des pensionnaires ou des employés qui l'habitent.

Toute la portion du ruisseau qui s'étend de l'établissement Rech au pont St-Côme ne contient, en effet, qu'une eau limpide, sans mélange de matières putrescibles.

Sous le pont St-Côme existe, depuis la dernière inondation, un creux profond, une espèce de gouffre dû au remou des eaux arrêtées à cette époque par le barrage qui existe un peu plus bas et qui ne leur permet pas de s'écouler facilement, malgré les larges regards dont il est percé. Ce barrage est construit à l'entrée même du Clos de Lavanet; les eaux stagnantes, entre lui et le pont St-Côme, n'exhalaient aucune mauvaise odeur, au moment de notre examen.

De l'avis des Membres les plus compétents de la Commission, MM. Doré et Duponchel, des colmatages successifs et naturels, dus aux crues futures des eaux du ruisseau, modifieront, de la manière la plus avantageuse, l'état des choses actuel, et, en exhaussant peu à peu son lit, feront disparaître le creux accidentel que précédait, il y a quelques années, nous avons pu le constater bien des fois, un atterrissement presque complet de l'arceau du pont sous lequel la profondeur des eaux était de 3 à 4 décimètres tout au plus.

Entre le barrage précité en aval duquel est une espèce de saut-de-loup, rempli d'eau stagnante, sans mauvaise odeur, et le barrage construit à l'extrémité opposée du Clos de Lavanet, le lit du Verdanson, complétement à sec, était parfaitement nivelé, ne contenait aucune trace de résidus putrescibles provenant, soit de l'usine elle-même, soit de l'École normale qui s'élève en regard sur la rive gauche.

Ici donc rien encore qui méritât l'attention des Membres de la Commission. Il n'en a pas été de même au niveau du barrage qui ferme en aval la propriété de M. Cazalis, barrage qui constitue une véritable chaussée de 2 à 3 mètres de hauteur, percée, à sa partie moyenne, d'une vanne destinée à faciliter l'écoulement complet des eaux retenues en amont. Immédiatement au-dessous existe, en effet, une excavation due à l'action de la colonne d'eau qui, passant au-dessus du barrage, se précipite avec une force suffisante pour creuser le sol et former ainsi une mare profonde d'où s'exhale une odeur infecte. A la suite de ce premier creux, en existe deux ou trois autres séparées entre elles par des atterrissements plus ou moins épais. Ceux-ci, interceptant toute communication de ces cavités entre elles et avec la partie inférieure du lit du ruisseau, s'opposent ainsi à tout écoulement des eaux qui ne peuvent disparaître que sous l'influence d'une évaporation lente qu'accompagne le développement de plantes et d'animaux dont la mort et la décomposition ultérieures donnent lieu à la corruption du milieu dans lequel ils ont parcouru les phases diverses de leur existence.

Entre la dernière de ces flaques d'eaux infectes qui longent le mur du jardin potager appartenant à l'Œuvre de la Miséricorde, et la passerelle en pierre qui aboutit à la Font-Putauelle adossée elle-même au mur du jardin maraîcher de l'Hôpital-Général, se trouve un large vacant, à l'état de marais quand les eaux du Verdanson ont une certaine hauteur, et qui, en Octobre dernier, était complétement desséché, gazonné dans toutes ses parties, et parcouru, dans le sens de sa longueur, par une tranchée peu profonde ou mieux par une sorte de grande rigole destinée à faciliter l'écoulement des eaux stagnantes voisines, mais qui n'avait eu aucune influence sur celles des creux précités.

Au-dessous de la fontaine de Jacques-Cœur, dont il n'est nullement hors de propos de signaler le mauvais entretien, aboutit à l'extrémité de la rue Font-Putanelle, longeant le mur occidental du jardin de l'Asile public des aliénés, un égout dont les eaux exhalent une odeur des plus désagréables, et qui ne sauraient être sans influence sur la salubrité.

A partir de ce point, le lit du Verdanson contient une eau noirâtre répandant une odeur fétide, à laquelle viennent se mêler, à une soixantaine de mètres environ en aval, celles du ruisseau des Vaches, véritable égout à ciel ouvert dans la plus grande partie de son trajet, dont le contenu ne fait qu'ajouter aux mauvaises conditions déjà indiquées.

En parcourant cette partie du Verdanson, les Membres de la Commission ont longé, non sans quelque difficulté, le mur nouvellement construit par MM. Chamayou frères, et ils n'ont pu s'empêcher de regretter que ces Messieurs n'aient pas été tenus, conformément aux propositions de MM. les Ingénieurs du Service hydraulique, de construire leur mur en dehors de la ligne qu'il occupe aujourd'hui, afin de laisser au lit du cours d'eau qu'il longe une plus grande largeur, mesure d'autant plus utile, que, plus on restreint le lit d'un ruisseau susceptible de recevoir à un moment donné, et tout d'un coup, une grande quantité d'eau, plus on donne de force au courant qui emporte, dès lors, tout ce qui lui fait obstacle, comme cela a eu lieu, lors de la dernière inondation, pour le mur d'enceinte du cimetière de l'Hôpital-Général. Cet accident se renouvellera d'autant plus sûrement à la prochaine inondation, que ce mur a été reconstruit sur le même alignement, et que celui en regard de MM. Chamayou ajoute aux mauvaises conditions qui existaient à cette époque.

A 40 mètres environ du point où nous avons pu arriver en parcourant le cours du Verdanson, commence l'égout collecteur qui, pratiqué tout d'abord dans le lit même de ce ruisseau, en longe ensuite les bords et reçoit toutes les eaux ménagères et les immondices du versant Nord de la ville de Montpellier, laissant ainsi complétement à sec cette partie du ruisseau qui s'étend de l'ouverture supérieure de l'égout, à 50 ou 60 mètres environ en amont du pont de l'Hôpital-Général, au pont viaduc du Chemin de fer, au-dessous duquel il débouche.

Dans le trajet que nous venons d'indiquer, la Commission a eu à constater des empiétements regrettables sur le lit du Verdanson, et de non moins fâcheuses infractions aux règlements de police sur la voirie. C'est ainsi qu'elle ne peut s'empêcher de considérer le mur que M. Viala, marchand de bois, a fait construire au bas du talus formant la rive droite du Verdanson, comme n'étant pas sans inconvénients, dans le cas de crue un peu forte, par suite de l'obstacle que trouveront les eaux à leur sortie d'un pont dont l'arche laisse déjà beaucoup à désirer. A ce regret, la Commission ajoute celui que lui inspire l'empiétement, sur le parapet du pont lui-même, d'un mur en maçonnerie qui en dépare complétement les abords.

Les dégradations et le mauvais état, le défaut de parapet du quai des Tanneurs, l'étranglement que subit le lit du Verdanson par suite de la saillie du mur d'enceinte de l'ancien cimetière de l'Hôpital St-Éloi et des maisons qui lui font suite, les masses considérables de terres ou remblais qui l'obstruent des deux côtés, enfin le défaut de pente et de nivellement convenables du plafond, ne pouvaient échapper à l'attention des Membres de la Commission, qui, en les signalant, n'ont pas seulement pour objet d'indiquer la convenance de simples améliorations destinées à satisfaire l'œil, mais à empêcher la stagnation des eaux pluviales qui, ne pouvant s'écouler avec facilité faute d'un emménagement convenable du lit qui doit les recevoir, stagnent et forment des mares infectes et malsaines dont aucun de nous n'a pu oublier le fâcheux voisinage, lorsque, en 1866, le choléra sévissait presque exclusivement dans ces quartiers, et plus spécialement sur les habitants des maisons qui touchent le pont des Tanneurs.

L'entretien de cette partie du lit du Verdanson est, cependant, d'autant plus nécessaire, que ce quartier est déjà rendu peu salubre, et surtout d'un voisinage peu agréable, par les tanneries qui y sont exploitées et laissent échapper des émanations assez fétides.

Au-dessous du pont des Tanneurs, qui laisse à désirer par son peu d'ouverture et rend ainsi peu facile l'écoulement des eaux lors des grandes crues, existe, sur la rive droite, un quai dans l'épaisseur duquel est l'égout collecteur. En regard est un talus peu élevé qui disparaîtra prochainement, des constructions ne tardant pas à transformer les jardins maraîchers correspondants en quartiers habités. Nous ne saurions faire allusion à ce résultat prochain sans rappeler combien il importerait, dans l'intérêt des quartiers du Pila-St-Gély, du Chapeau-Rouge et de l'ancienne Boucherie, que l'on donnât à cette partie du cours du Verdanson une largeur suffisante et, partant, plus considérable que celle que semble indiquer l'ouverture du nouveau pont faisant suite à la rue Villefranche, et l'alignement du nouveau quai de la rive gauche s'étendant entre ce pont et celui de la fontaine du Pila-St-Gély.

On ne saurait assez se pénétrer, en effet, de cette pensée, qu'il y a de graves inconvénients à diminuer l'ouverture des ponts, à encaisser les cours d'eau qu'on s'expose ainsi à convertir en torrents dont les crues sont d'autant plus redoutables, que la masse d'eau qui les constitue, à un moment donné, est déplacée avec une plus grande vitesse. Aussi ne saurions-nous assez regretter que ces principes aient été méconnus lors de la construction du pont de la fontaine du Pila-St-Gély, dont l'étroitesse et le peu d'élévation condamnent les quartiers qui sont en aval à être fatalement submergés toutes les fois que les eaux arrivent avec une certaine abondance, ce qui ne saurait avoir lieu sans dommages considérables pour les maisons et les usines du voisinage.

Du pont de la fontaine du Pila-St-Gély au pont viaduc du Chemin de fer, la Commission n'a dû noter qu'un défaut de nivellement et la stagnation d'une certaine quantité d'eau fétide, formant une flaque infecte, sous le pont de la Boucherie, à côté de l'octroi et de maisons habitées. Après le pont viaduc est le débouché de l'égout collecteur du versant nord de la ville, en face duquel MM. Marès frères ont installé leur bassin de décantation, dans le but de recueillir une partie des matières fertilisantes que les eaux de cet égout tiennent en suspension.

L'intérêt qui se rattache à l'emploi des eaux d'égout comme engrais pouvait d'autant moins laisser les Membres de la Commission indifférents au mode d'exploitation de MM. Marès frères, que cette question pleine d'actualité préoccupe vivement l'attention des hommes les plus compétents du Royaume-Uni, et qu'elle se lie, de la manière la plus directe et la plus intime, à l'importante question de l'assainissement du Verdanson.

Dans les conditions actuelles, MM. Marès frères reçoivent les eaux de l'égout dans une large gouttière en bois qui, traversant le lit du Verdanson, les conduit dans une rigole en maçonnerie à pente régulière, creusée à peu près à moitié de la hauteur du talus de la rive gauche de ce ruisseau. Cette rigole, large de 50 centimètres et profonde de 75, parcourt un trajet de 250 mètres environ, et aboutit à un bassin maçonné et dallé, de 10 mètres de largeur sur 30 de longueur et 1 mètre 50 centimètres de profondeur.

Ce bassin étant creusé au bas du grand monticule sur lequel s'élève la Citadelle, a non-seulement permis d'augmenter de 250 mètres la distance qui sépare la ville des immondices extraites de l'égout, mais encore de les porter sur un point où le relief du terrain force les émanations qui pourraient s'en échapper de se perdre dans la plaine du Lez, c'est-à-dire dans une direction opposée aux habitations lorsque soufflent les vents d'O. et de N.-O., qui sont les plus fréquents dans ce pays.

Grâce aux dispositions qui précèdent, les eaux provenant de l'égout sont toujours en quantité suffisante, même à l'époque du plus bas étiage, pour couler sans laisser de dépôt et sans dégager d'odeur, ce que nous avons constaté non sans quelque étonnement, mais ce que permet cependant de comprendre la non stagnation des matières putrescibles qui, à cause de la rapidité avec laquelle elles sont entraînées, ne fermentent pas sur place et ne laissent, dès lors, dégager aucune mauvaise odeur.

Arrivées dans le bassin de décantation, les eaux stagnent, les parties les plus solides des matières qu'elles charrient se déposent. Si les eaux sont bonnes, c'est-à-dire convenablement chargées, il suffit de trois jours pour que le bassin soit rempli : il en faut sept quand elles sont médiocres ; le dépôt n'est enfin composé que de sable ou de terre quand elles sont mauvaises.

Dès que le dépôt des matières est jugé suffisant, on ouvre une vanne placée à l'extrémité en aval du bassin, et les eaux sont ramenées dans le lit du Verdanson, après n'avoir abandonné toutefois qu'une faible partie des matières organiques qu'elles tiennent en suspension, ainsi que le sable et la terre qui s'y trouvent mélangés. Un bassin plein d'immondices à l'état boueux produit ordinairement un dépôt sec de 5 à 6 centimètres d'épaisseur. Ce dépôt boueux, une fois rassemblé, est monté au moyen d'une

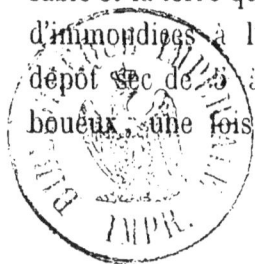

2

petite noria sur une plate-forme élevée de quelques centimètres au-dessus de la surface du bassin.

Ce dernier est bordé de deux plate-formes dont l'une est remplie de matières qui se dessèchent rapidement au contact de l'air, du vent et du soleil, tandis que l'autre reste libre pour recevoir de nouvelles matières qui sécheront assez rapidement à leur tour pour ne point fermenter ; aussi n'exhalent-elles aucune mauvaise odeur, ce qui ne manquerait pas d'avoir lieu si elles restaient des semaines et des mois exposées aux conditions de la putréfaction la plus active dans le lit infect d'un ruisseau de plus d'un kilomètre de longueur.

En visitant l'établissement Marès, nous avons vu, sur le côté d'un bassin, 100 mètres cubes environ de matières accumulées formant le produit de dépôts successifs recueillis pendant près de deux mois, et que les vendanges avaient empêché d'enlever pour les transporter à la campagne. Ce dépôt ne répandait aucune mauvaise odeur, pas plus que le bassin de 300 mètres de surface duquel ils avaient été extraits, et cependant il constituait, au moment de notre visite, une masse beaucoup plus considérable que celle qui séjourne habituellement sur une des plate-formes de l'établissement, puisque les dépôts sont toujours enlevés dès qu'ils mesurent 15 à 20 mètres cubes.

Une remarque qui n'est pas sans intérêt, c'est que, tandis que le lit du ruisseau du Verdanson, à partir de la bouche de l'égout jusqu'aux bassins de décantation, ne contient que de l'eau claire et sans odeur provenant de la fontaine du Pila-St-Gély, son fonds en aval du bassin, alors que les eaux de l'égout lui sont rendues, se couvre de dépôts immondes et fétides. Ce résultat est d'ailleurs singulièrement facilité par le passage à niveau du chemin de Sémalens, sorte de barrage dallé qui sert de lit au ruisseau et au-dessus duquel s'accumulent les eaux chargées de matières putrescibles, formant ainsi un véritable cloaque dont la surface est couverte d'une croûte crevassée, et duquel s'échappent des gaz dont la fétidité ne laisse aucun doute sur le travail de décomposition dont il est le foyer.

Au-dessous de ce barrage, le lit du Verdanson, fort sinueux mais surtout fort mal nivelé, souvent encombré par l'éboulement des francs-bords, est dans les conditions les plus favorables au ralentissement du cours des eaux qui le parcourent, grâce à une végétation plus ou moins abondante, aux arbres dont les pieds baignent dans le ruisseau, circonstances diverses qui facilitent le dépôt des matières putrescibles, leur séjour prolongé et leur décomposition avec toutes ses conséquences. Un pont en pierre, très-étroit, qui, lors des crues des eaux, les force à sortir de leur lit pour envahir la route de Sémalens et les terres voisines, ajoute encore à ces entraves au milieu desquelles les eaux du Verdanson arrivent enfin à la rivière du Lez par une embouchure assez embarrassée de sable pour que leur écoulement ne puisse se faire sans difficulté.

Comme nous le disions au début de ce travail, la question soumise à l'examen de la Commission offre des points de vue qui, pour être distincts en apparence, se confondent si bien dans la pratique, qu'il est impossible d'étudier l'une sans s'occuper des deux autres, et *vice versâ* ; aussi avons-nous à vous faire connaître non-seulement ce qui se rapporte à l'assainissement du Verdanson, mais encore à l'écoulement facile des eaux de crue, et enfin à l'exploitation des eaux d'égout, question qu'il suffit d'énoncer pour démontrer les liens intimes qui l'unissent aux intérêts de l'agriculture, à la désinfection et, par suite, à l'assainissement des eaux du Verdanson.

De l'exposé des faits constatés par la Commission, il est facile de conclure que l'insalubrité du Verdanson diffère dans ses causes, selon qu'on l'étudie en amont de la ville de Montpellier, dans l'intérieur de la ville, ou en aval jusqu'au Lez.

Dans la partie supérieure de ce cours d'eau qui commence pour nous à l'Asile St-Côme, et se termine à la bouche de l'égout collecteur s'ouvrant en amont du pont de l'Hôpital Général, nous ne trouvons quelque chose à noter qu'au niveau du barrage inférieur du Clos de Lavanet, immédiatement au-dessous de ce mur épais formant chaussée et servant de déversoir aux eaux qu'il est destiné à maintenir à un certain niveau, pour l'agrément des propriétaires de ce domaine ; nous trouvons, en effet, une sorte de goufre, rempli d'eau stagnante et fétide, formant une mare infecte de laquelle s'élèvent des effluves on ne peut plus malsaines.

Nul doute que ce goufre ne soit dû à l'action des eaux qui se précipitent avec une certaine violence du haut du barrage établi par M. Cazalis, se relèvent en bouillonnant avec d'autant plus de force qu'elles sont tombées de plus haut, ont rencontré une plus grande résistance, puis retombent sur le sol qu'elles ravinent et creusent de distance en distance, formant ainsi des trous plus ou moins profonds que séparent des bas-fonds d'épaisseur variable, ensemble de dégradations qui reproduit, d'une manière fixe et parmanente pour ainsi dire, les mouvements plus ou moins violents et désordonnés des eaux qui l'ont façonné.

Construire un radier convenable, combler, avec des matériaux solides, résistants, les trous que nous sommes autorisés à considérer comme la conséquence de l'agitation des eaux précipitées d'une hauteur de plusieurs mètres, et dont le remou est la cause des dégradations constatées dans cette partie du lit du Verdanson, nous paraissent les mesures les plus immédiatement applicables pour mettre un terme aux inconvénients signalés et à l'insalubrité qui en est la conséquence.

Nous croyens devoir ajouter que ces réparations nous paraissent logiquement incomber à M. Cazalis dont le barrage est la cause évidente des dommages dont il se plaint et auxquels il doit seul remédier ; un cantonnier spécial devant être chargé, quand les choses seront en état, d'entretenir le lit du Verdanson en faisant disparaître les dégradations qui surviennent à peu près fatalement à la suite des inondations ou des crues d'eau un peu considérables.

Du moment, en effet, où les creux existant au-dessous du barrage Cazalis auront été comblés de pierres, et qu'un radier aura été convenablement établi de manière à faire système avec le barrage dont il sera le complément, l'eau qui déversera du haut de la chaussée ne pourra plus fouiller le sol, raviner le lit du ruisseau, et l'on verra disparaître ainsi une cause de dégradation et d'insalubrité dont il est on ne peut plus facile, vous le voyez, de déterminer la cause aussi bien que le remède.

La même construction, en donnant une régularité plus grande au débit des eaux dont l'écoulement sera moins tumultueux, mettra aussi un terme à la formation des trous plus ou moins profonds qui se succèdent dans un espace assez limité, pour qu'il soit rationnel de les considérer comme la conséquence de l'action des eaux se précipitant violemment d'une hauteur de plusieurs mètres.

Une nouvelle cause d'insalubrité de cettte partie du cours du Verdanson, est l'arrivée des eaux de l'égout s'ouvrant à l'extrémité de la rue Font-Putanelle.

Cet égout couvert, affecté au service public depuis longues années, conduisait au Verdanson les eaux d'une fontaine (aujourd'hui tarie) qui jaillissait jadis sur le chemin de Grabels. Cet égout reçoit, indépendamment des eaux pluviales provenant des fossés bordant les routes de Ganges et de Grabels, les eaux ménagères des quelques habitations qui se trouvent sur son parcours, celles d'une laverie de morues voisine de l'octroi de la Pile, et les résidus liquides provenant des usines de Lavanet et de la Pile, exploitées par M. Henri Cazalis.

Le volume des eaux fournies par ces deux établissements relativement peu considérable, et surtout leur nature essentiellement acide ou alcaline, ne sauraient faire peser sur M. Cazalis la responsabilité des inconvénients qui résultent de l'arrivée, dans le Verdanson, des eaux de cet égout dont l'odeur repoussante est due surtout aux provenances de la laverie de morues sus-indiquée. Quoi qu'il en soit, un moyen efficace de mettre un terme à cette infection, serait de prolonger cet égout avant son entrée dans la rue Font-Putanelle, de manière à le faire aboutir, comme M. le Maire de Montpellier l'indique dans sa lettre du 25 Août 1866, à l'égout de la rue Auguste-Broussonnet.

Si nous en croyons quelques renseignements fournis par M. Henri Cazalis, dans une lettre du 21 Novembre dernier, ce raccordement aurait été fait, et l'embranchement qui s'ouvre dans le Verdanson, à l'extrémité de la rue Font-Putanelle, ne servirait plus qu'à l'écoulement du trop plein de l'égout principal.

S'il en est réellement ainsi, ce que nous avons constaté ne peut laisser le moindre doute sur l'inefficacité des réparations qui ont été faites; aussi n'hésitons-nous pas à demander, au nom de la Commission, un complément de travaux qui, s'opposant en temps ordinaire à toute évacuation par l'embranchement qui aboutit dans le lit du Verdanson, ne permettraient l'arrivée des liquides qui parcourent l'égout principal qu'en temps de pluies assez abondantes pour que les eaux portées dans ce ruisseau soient pures de tout alliage putrescible.

Nous en dirons autant du ruisseau des Vaches, qui, se continuant, à l'état d'égout couvert, à travers l'Asile public des aliénés, débouche dans le Verdanson, à une soixantaine de mètres environ de l'égout collecteur, et reçoit, indépendamment des eaux pluviales et des eaux surabondantes

de l'aqueduc St-Clément, celles du lavoir public des Arcades, les résidus liquides de la brasserie Trauttwein et
toutes les immondices et boues du Carré-du-Roi, du
faubourg St-Jaumes et des maisons riveraines, sur un
parcours de plusieurs centaines de mètres.

Il serait vivement à désirer que le projet dont parle
M. le Maire de Montpellier, de faire déboucher ce ruisseau dans l'égout de la rue Auguste-Broussonnet, fût enfin
exécuté, le conduit couvert qui lui fait suite et aboutit
au Verdanson ne devant donner passage, comme l'embranchement de l'égout de la Pile, qu'à l'excédant des eaux
fournies par les pluies. Il n'en importerait pas moins de
veiller à l'entretien du radier de la portion couverte de ce
ruisseau qui laisse beaucoup à désirer, d'après ce que
nous avons constaté à son arrivée au Verdanson.

Un autre moyen de parer aux inconvénients qui se rat-
tachent aux diverses causes d'insalubrité que nous venons
de rappeler, serait de construire, de la fontaine Jacques-
Cœur à l'égout collecteur déjà existant et se continuant
avec lui, un égout couvert d'une section suffisante pour
recevoir, avec les eaux de l'égout de la Pile, celles du
ruisseau des Vaches, comme l'indique, d'ailleurs, la lettre
de M. le Maire de Montpellier. L'un ou l'autre de ces
moyens devant amener le même résultat, c'est-à-dire dé-
barrasser le Verdanson de toutes les matières infectantes
qu'y apportent les deux égouts dont nous avons indiqué
le trajet, la question est ramenée à savoir lequel des
deux projets nécessitera la dépense la moins considérable,
ce qui ne saurait être de notre ressort; il n'en est pas
moins à désirer qu'une solution dans l'un ou l'autre sens,

mette un terme à une situation dont la gravité ne saurait
être méconnue.

La partie urbaine du cours du Verdanson dont nous
allons nous occuper, s'étend de la bouche de l'égout collecteur à son débouché dans le ruisseau au-dessous du
pont viaduc du Chemin de fer. Elle est loin de présenter
des causes aussi permanentes d'insalubrité que les eaux
de l'égout de la Pile et du ruisseau des Vaches.

L'existence, dans le lit même du Verdanson, de l'égout
collecteur depuis son origine jusqu'au pont de l'Hôpital-
Général, plus loin son trajet sur la rive gauche comprise
entre ce pont et celui des Tanneurs au-delà duquel il
continue sur la rive droite pour se prolonger sans inter-
ruption jusqu'à l'établissement Marès, permettent aux
eaux, aux boues et aux immondices des maisons et des
quartiers voisins de s'y rendre avec la plus grande facilité,
tout en laissant le lit du ruisseau dans un état de sécheresse à peu près complet, pendant une grande partie de
l'année ; mais, par suite de dommages survenus à la suite
de crues d'eau plus ou moins abondantes, ce lit, mal
nivelé, est rendu fort irrégulier par la formation de creux
dans lesquels séjournent les eaux de pluie qui s'y cor-
rompent et auxquelles ne sont que trop souvent mêlées
les immondices provenant du voisinage. Ces fâcheux résultats sont encore aggravés par la regrettable habitude où
l'on est de jeter, dans le lit du Verdanson, des terres, des
pierres, des débris de toute sorte qui, en s'accumulant
sur certains points, en rétrécissent le fonds, rendent
l'écoulement des eaux de plus en plus difficile, leur

stagnation inévitable avec toutes les conséquences mauvaises qui en découlent.

Les mêmes vices d'entretien se retrouvent jusqu'au pont viaduc du Chemin de fer, et nous pouvons résumer, à ce point de vue, les appréciations de la Commission, en disant qu'il devrait suffire d'une surveillance active de la part de la police, pour empêcher les encombrements dont nous venons de vous entretenir ; un cantonnier spécial, dont nous avons déjà indiqué l'utilité pour l'entretien de la partie supérieure du cours du Verdanson, devant rendre facile celui de la portion qui lui fait suite et traverse une partie de la ville dont l'importance augmente tous les jours.

Ici se présente, Messieurs, la question de savoir de quelle Administration doit relever l'agent dont la Commission considère l'intervention comme indispensable pour rendre facile et régulier l'écoulement des eaux du Verdanson, autres que celles qui se rendent dans l'égout collecteur ou en proviennent.

La lettre de M. le Maire de Montpellier ne peut laisser de doute sur la manière dont il envisage cette partie de la question, car elle dit formellement, en ce qui a trait à l'écoulement des eaux qui croupissent dans le Verdanson, la ville n'a point à s'en occuper, car elle n'est pas propriétaire de ce ruisseau, et ce n'est pas à elle qu'incombe, d'ailleurs, la police des eaux et l'obligation de pourvoir à leur écoulement.

Cette manière de résoudre la question prouve une confusion regrettable, car s'il est exact de soutenir, aux

termes des lois des 12 et 20 Août 1790 et 6 Octobre
1791, qu'il appartient à l'autorité préfectorale d'ordonner
les mesures nécessaires pour assurer l'écoulement des
eaux et la conservation de leur lit, sans qu'il soit fait
d'exception pour la traversée des villes, il n'en est pas
moins conforme à l'article 35 de la la loi du 16 Septembre
1807, que tous les travaux intéressant la salubrité publique
sont à la charge des communes.

S'il suit donc de ce qui précède qu'aucune partie du
cours du Verdanson n'échappe à la police du Préfet, ni
conséquemment à l'intervention des Ingénieurs chargés de
préparer ses décisions, il n'en est pas moins vrai que
l'Administration municipale doit seule pourvoir au bon
entretien et même, s'il y a lieu, à l'amélioration du
régime du Verdanson dans la traversée de Montpellier, et
ce, bien entendu, sous le contrôle de l'autorité préfectorale.

Il suffit, pour s'en convaincre, de se pénétrer de
l'esprit de la loi du 14 Floréal an XI, qui règle la matière.
Cette loi dispose, en effet, qu'il sera pourvu au curage et
à l'entretien des cours d'eau non navigables, de la manière
prescrite par les anciens règlements ou d'après les usages
locaux, et qu'en cas d'absence d'anciens règlements ou
d'usages, ou au cas de difficultés dans leur application, il
y sera pourvu par le Gouvernement dans un règlement
d'administration publique, de manière que la contribution
de chaque imposé soit toujours relative au degré d'intérêt
qu'il aura dans les travaux qui devront s'effectuer.

Dans le cas spécial qui nous occupe, il n'existe pas
de règlement applicable au Verdanson. Peut-on invoquer,

dès lors, l'usage généralement en vigueur dans le département, de faire supporter aux riverains les frais de curage? Évidemment non, car, dans la situation ordinaire des cours d'eau, c'est-à-dire en pleine campagne, la charge imposée aux riverains se justifie par les compensations dont ils jouissent exclusivement, telles que le droit de pêche et d'irrigation ainsi que l'emploi des eaux comme force motrice. En outre, c'est le plus souvent par leur fait que le lit des cours d'eau se comble ou se rétrécit. Enfin ils sont seuls intéressés à ce que les eaux s'écoulent de manière à causer le moindre dommage possible. Telle n'est pas assurément la situation des riverains du Verdanson, à Montpellier.

Dans ces conditions, faut-il recourir à un règlement d'administration publique, suivant les prévisions de la loi, à l'effet de répartir les dépenses d'entretien entre les divers intéressés? « Il nous paraît bien inutile, dit M. Doré, auquel nous empruntons ces diverses appréciations, d'entrer dans cette voie qui n'aboutirait à aucun résultat, attendu qu'on ne peut reconnaître ici qu'un seul intérêt, l'intérêt municipal dans lequel tous les intérêts individuels viennent se confondre et disparaître. »

Ainsi, en nous bornant, pour le moment, à ce qui touche plus particulièrement à la salubrité, la solution ne saurait être douteuse, attendu que, comme nous le disions ci-dessus, l'article 35 de la loi du 16 Septembre 1807 veut que tous les travaux qui l'intéressent soient à la charge des communes.

L'Administration municipale de Montpellier n'est donc pas fondée à se dire désintéressée dans cette question, car tous les travaux relatifs au régime du Verdanson constituent une charge essentiellement communale, alors même qu'on déciderait qu'il y a lieu de se borner, quant à présent, à un simple entretien ayant au moins pour objet d'atténuer les inconvénients existants.

Nous avons, du reste, reconnu, sur le terrain, que la ville peut s'en acquitter sans beaucoup de frais, mais à la condition d'y apporter une surveillance assidue et des soins pour ainsi dire journaliers, comme lorsqu'il s'agit de l'entretien d'une voie publique. Il est également indispensable que la police y soit faite très-sévèrement, et que l'Administration municipale dénonce et fasse réprimer toutes les entreprises nuisibles et, en particulier, les dépôts de toute nature qui encombrent ce ruisseau.

L'entretien de la troisième partie du Verdanson qui s'étend de la ville au Lez, laisse tout à désirer, et, en constatant ce qui est, on ne sait ce que l'on doit le plus regretter de l'incurie des riverains ou du défaut de surveillance.

Creuser le ruisseau à vieux fond et à vieux bords, en élargir convenablement le plafond, à la condition d'exercer une surveillance des plus actives pour faire disparaître les dégradations qui sont la conséquence de la mobilité du fond et du dépôt des matières transportées par les eaux ; rectifier, soutenir les francs-bords, faire disparaître les obstacles, quelle que soit leur nature, qui empêchent l'écoulement rapide des eaux et facilitent, dès lors, le dépôt des matières susceptibles de se putréfier, tels sont les moyens rationnels qui se présentent tout naturellement à l'esprit, mais dont l'application ne laisse pas de s'accompagner de bien grandes difficultés.

Un curage à vieux fond et à vieux bords ne peut s'opérer, en effet, que périodiquement, à des époques plus ou moins éloignées, et il est certain que, dans l'intervalle des deux curages, il se formera, dans le lit du ruisseau, des dépressions ou mares qui retiendront les eaux sales en stagnation. De plus, sera-ce l'Administration ou les riverains qui devront être chargés de ces travaux ?

Ici, comme pour la traversée du Verdanson dans la ville, se présentent deux questions : celle de l'écoulement des eaux, celle de la salubrité.

A ce dernier point de vue qui, dans l'espèce, constitue l'intérêt dominant, des curages périodiques, seule obligation à laquelle les riverains puissent être assujettis, ne sauraient lui donner une satisfaction suffisante, car il faut assurer l'écoulement des eaux sales, fétides, corrompues, par une surveillance de tous les instants, peut-être même par des curages spéciaux auxquels il appartient à la ville de pourvoir, puisqu'aux termes de la loi du 16 Septembre 1807, tous les travaux qui intéressent la salubrité sont à la charge des communes.

Si donc, en ce qui concerne le cours du Verdanson en aval de la ville, un curage à vieux fond et vieux bords était nécessaire pour assurer l'écoulement des eaux de crue, ce curage devrait être évidemment exécuté conformément aux usages locaux, mais les autres mesures plus efficaces dans l'intérêt de la salubrité devront être toujours prises aux frais de la ville.

Indépendamment des difficultés d'application ou mieux

des embarras de détail qui ressortent de cette double intervention des riverains et de l'Administration, cette manière de procéder aurait le grave inconvénient de laisser perdre une grande quantité de matières organiques qu'il serait on ne peut plus avantageux de rendre à l'agriculture comme engrais, au lieu de les laisser se perdre dans la rivière du Lez dont elles gâtent les eaux et détruisent le poisson.

Justes appréciateurs, du reste, des difficultés d'application des mesures qui précèdent et ont surtout pour objet le facile écoulement des eaux de crue, MM. les Ingénieurs du service hydraulique, portant plus particulièrement leur attention sur l'assainissement du Verdanson, ont reconnu qu'une rigole maçonnée, prolongée jusqu'au Lez, serait le meilleur moyen d'y pourvoir, en prévenant toute cause d'infection.

Cette manière de résoudre le problème ouvrant une voie nouvelle qui devait tourner à l'avantage de la salubrité publique et de l'agriculture, la Commission n'a point hésité à l'adopter.

Il résulte, en effet, de l'exploration des lieux, que du débouché de l'égout collecteur au bassin de dépôt de MM. Marès, c'est-à-dire sur un parcours de 250 mètres environ, le lit du Verdanson ne contient que des eaux claires et sans mauvaise odeur, tandis qu'en aval du bassin, dès que les eaux d'égout lui sont rendues, il se couvre de dépôts de matières organiques qui se putréfient et donnent lieu à des exhalaisons de mauvaise nature.

A quoi peut tenir cette différence? Évidemment au

passage des eaux d'égout dans la rigole qui sert à les diriger vers le bassin de décantation. Prolonger cette rigole jusqu'au Lez, comme le proposent MM. Duponchel et Doré, serait donc un moyen assuré de ne plus gâter les eaux du Verdanson et de les conserver pures, c'est-à-dire sans fâcheuse influence sur la santé publique.

Ce mode d'installation reconnu comme le meilleur, puisque nous aurions, grâce à lui, deux courants, l'un d'eau sale et l'autre d'eau limpide marchant parallèlement sans se mêler, ne serait-il pas rationnel de disposer, sur le trajet de cette rigole, des bassins de décantation semblables à ceux qu'exploitent MM. Marès, de manière à enlever aux eaux qui la parcourent la plus grande partie des matières fertilisantes qu'elles tiennent en suspension ?

Poser ainsi la question est la résoudre par l'affirmative; mais comme les eaux d'égout sont employées tantôt directement et en nature, tantôt après certaines manipulations, nous avons cru devoir l'étudier à ce double point de vue, afin de vous mettre en mesure de vous prononcer en connaissance de cause. L'exploitation des eaux d'égout comme engrais est, en effet, une question dont l'importance ne saurait être méconnue dans un pays comme le nôtre, où les matières fertilisantes ne font que trop souvent défaut.

Votre insistance à démontrer, au double point de vue de la salubrité et de la production agricole, les avantages du chaulage des vinasses, le soin avec lequel vous avez cru devoir imposer, dans le même but, des conditions déterminées à tous ceux de nos industriels qui, à diverses époques, se sont proposé d'établir des clos d'équarrissage, des entrepôts de vidanges et des fabriques d'engrais animalisés, ont assez prouvé, d'ailleurs, votre sollicitude pour ces deux intérêts de nos sociétés modernes, pour que vous ne laissiez pas échapper l'occasion d'aborder une étude pleine d'actualité, et dont une brochure de M. Charles de Fraycinet a naguère révélé toute l'importance, à propos de l'emploi des eaux d'égout de la ville de Londres.

Après avoir, en effet, exposé les procédés auxquels ont recours nos voisins des trois royaumes, M. de Fraycinet s'écrie : « ainsi se trouvera résolu, pour la ville la plus » peuplée de l'univers, le grand problème de l'assainissement » dans ses doubles rapports avec l'hygiène publique et avec » la production agricole. Il ne restera plus qu'à souhaiter » que ce mémorable exemple porte ses enseignements. »

Pour comprendre la satisfaction presque enthousiaste que réflète ce passage, il est bon de rappeler que l'assainissement de la ville de Londres a parcouru trois périodes distinctes.

Dans la première, connue sous le nom de drainage partiel, de drainage proprement dit, les maisons et les rues ont été débarrassées de leurs immondices, tout réceptacle d'ordures stagnantes a été aboli, en pratiquant sous les maisons, dans le sol de la voie publique, des canaux destinés à recevoir les eaux ménagères, les matières fécales, les boues, en un mot tous les résidus susceptibles d'être entraînés par les eaux, et on les transporte, par la voie la plus prompte et la plus directe, à la Tamise.

Au bout d'un certain temps, on s'est aperçu qu'en assainissant les rues et les maisons, on avait corrompu le fleuve, qu'on n'avait pas supprimé l'infection, mais qu'on l'avait seulement déplacée; que le foyer général créé n'était pas enfin moins dangereux que les foyers partiels détruits, et que la situation s'aggravant chaque jour, ne tarderait pas à devenir intolérable.

C'est alors que le sol de Londres a été découpé par des lignes magistrales de collecteurs qui, rencontrant tous les égouts existants, ont rassemblé leurs eaux en deux courants, et les ont déversées dans la Tamise, à des points assez éloignés de la métropole pour que les matières en décomposition ne puissent plus être ramenées sous ses murs. On n'a reculé, dans cette circonstance, devant aucune difficulté, devant aucun sacrifice : cent cinq millions ont été consacrés à cette œuvre gigantesque, et le *main-drainage* ou drainage principal de Londres a été établi en donnant une solution complète en ce qui concerne la salubrité de la ville, mais en infectant le fleuve en aval, et, ce qui est tout aussi grave aux yeux des économistes, en continuant à perdre sans retour les matières fertilisantes qui s'échappent de cette immense cité.

Cette constatation était à peine faite, qu'a commencé la troisième période ou période actuelle, qui, ajoutant 60 et quelques millions aux 105 déjà dépensés, a pour objet de transformer une chose nuisible en une source permanente de fertilité, de rendre à la terre ce qui lui appartient, d'employer, en un mot, les liquides d'égout en nature à la production agricole.

Mis en œuvre dès 1866, ce mode d'exploitation a déjà donné, dit M. de Fraycinet à qui nous empruntons ces détails, les meilleurs résultats et mis en évidencè les principes qui doivent présider à l'examen de toute question de ce genre.

Ces principes sont les suivants :

« L'eau d'égout doit être employée à l'état naturel, » c'est-à-dire telle qu'elle sort des villes, sans traitement » ni préparation d'aucune sorte.

» Elle convient d'autant mieux aux usages agricoles, » qu'elle reçoit en plus grande proportion des résidus de la » ville, et notamment des matières fécales.

» Le mode d'emploi le plus avantageux consiste dans » l'arrosage des prairies naturelles et artificielles. Cet arro- » sage doit se faire à la manière ordinaire, c'est-à-dire au » moyen de fossés, de rigoles découvertes, et non au jet » ou à la lance.

» Le sol doit être aussi perméable que possible, et offrir • toute facilité à l'écoulement des eaux ; les terrains légers » et drainés réalisent, sous ce rapport, les meilleures » conditions.

» Avec un sol bien disposé, une végétation active et des » eaux qui arrivent promptement sur les terres, les odeurs » sont peu incommodes ; toutefois on doit éviter que les » irrigations soient faites dans le voisinage des villes. C'est » ainsi qu'il est interdit à la Compagnie métropolitaine » d'arrosage de Londres, de les pratiquer à moins de 5,200 » mètres de la banlieue de cette capitale.

» Les liquides qui s'écoulent des terres après avoir cir- » culé pendant quelques heures à travers les prairies, sont à » peu près dépouillés d'éléments putrescibles, et peuvent » être déchargés, sans inconvénient sensible, dans les cours » d'eaux.

» Les canaux d'amenée de ces liquides doivent être cou-
» verts : il suffit d'une inclinaison de 20 centimètres par
» kilomètre, pour prévenir la formation de dépôts dans ces
» canaux.

» Quand l'écoulement du liquide jusqu'au lieu de l'irri-
» gation ne peut être assuré par la pente naturelle des
» terrains, on ne doit pas reculer devant l'emploi des ma-
» chines à vapeur, les frais élévatoires de l'eau d'égout
» étant tout-à-fait négligeables devant sa valeur, puisque
» l'élévation à 150 mètres n'augmente pas le prix d'un
» dixième.

» La surface nécessaire à l'écoulement des liquides d'une
» grande ville n'est pas très-considérable ; car on peut, à la
» rigueur, faire perdre sur 1 hectare de prairies dont le sol
» s'égoute bien jusqu'à 20,000 mètres cubes d'eau d'égout
» par an ; ce qui, à raison de 110 litres par habitant et par
» jour, chiffre inférieur à la moyenne (en ne s'occupant
» pas, bien entendu, des eaux pluviales qu'on laisse perdre
» directement à la rivière), donne 4,000 hectares pour une
» ville de 2,000,000 d'âmes. Ce n'est là, il est vrai, qu'une
» solution au point de vue de la salubrité ; car, au point de
» vue de la production agricole, il est bien préférable, quand
» les circonstances le permettent, de réduire considérable-
» ment cette durée d'arrosage.

» En résumé, dit M. de Fraycinet, la distance à faire par-
» courir aux eaux d'égout n'est rien ; la hauteur à leur faire
» franchir est peu de chose : tout dépend de la nature des
» terrains et des facilités qu'ils offrent à l'écoulement.
» Comme il y a bien peu de villes autour desquelles on ne
» puisse trouver, dans un rayon plus ou moins étendu,

» quelque endroit propice à des irrigations de prairies, on
» est en droit d'en conclure qu'à peu près partout, l'appli-
» cation directe de l'eau d'égout à la culture est non-seule-
» ment un moyen efficace d'assainissement, mais peut
» encore devenir une opération lucrative pour ceux qui
» savent la pratiquer, pourvu, bien entendu, ajoute-t-il,
» que cette eau reçoive les matières fécales de la popula-
» tion, car c'est là une condition formelle des bénéfices de
» l'entreprise. Tous les calculs faits en Angleterre ayant en
» vue des liquides ainsi enrichis, n'autorisent point à con-
» clure que l'opération serait encore profitable si les égouts
» étaient privés, comme en France, de communications avec
» les cabinets d'aisance. »

Par un privilége se rattachant à d'anciennes traditions
administratives, la ville de Montpellier se trouve dans les
conditions caractérisques du *main-drainage* ou drainage
principal de Londres. Comme dans la capitale de l'Angleterre, en effet, nous avons non-seulement des canaux
qui éloignent des maisons les immondices et les eaux
ménagères, mais le sol de nos rues est sillonné d'égouts
qui, se multipliant dans les nouveaux quartiers, se rac-
cordent à trois débouchés principaux qui aboutissent au
Lez : ceux du Verdanson, des Aiguerelles et du Jeu-de-
Ballon. S'ensuit-il que l'emploi des eaux d'égout, tel que
le préconise M. Charles de Fraycinet, soit applicable ?
C'est ce qu'il nous reste à examiner.

Sans vouloir préjuger ce que nous réserve l'avenir, et
en attendant que le *self governement*, d'application si ha-
bituelle chez nos voisins d'Outre-Manche, pénètre dans

nos mœurs et pousse un jour quelque hardi pionnier à chercher, sur notre littoral, des sables à fertiliser, comme le fait, pour ceux de Méplin, la Compagnie métropolitaine d'arrosage de Londres, nous sommes l'interprète fidèle de la Commission en disant que l'emploi des eaux d'égout en nature, comme on le fait en Angleterre, d'après M. de Fraycinet, ne paraît point, dans les conditions actuelles, applicable à la fertilisation de nos campagnes.

Si, en effet, ces eaux paraissent convenir à des cultures diverses, les hommes les plus compétents sont d'avis que l'arrosage des prairies naturelles ou artificielles n'en reste pas moins encore le mode d'emploi le plus avantageux. Or, les prairies naturelles font complétement défaut autour de nous; voyons si les artificielles, exploitées comme elles le sont dans nos pays, peuvent offrir les avantages indiqués.

« Pour absorber les eaux d'égout d'une population de » deux millions d'âmes, dit M. de Fraycinet, il faut un » minimum de 4,000 hectares de prairies à arroser, » proportion qui est, du reste, toute dans l'intérêt de la salubrité publique; car l'intérêt agricole bien compris, nécessiterait une étendue bien plus considérable de terrrain, l'excès en tout étant un défaut, même celui de l'engrais en agriculture.

L'absorption des eaux du seul égout qui débouche dans le Verdanson et proviennent du tiers de la population de Montpellier, c'est-à-dire de 18,000 âmes environ, le dernier recensement portant à 55,000 le nombre de ses habitants, ne nécessiterait donc pas moins de 36 hectares de prairies à arroser, ce qui n'existe pas dans notre voisinage, cette culture étant essentiellement parcellaire.

Une seconde condition que doivent remplir les terrains à fertiliser par ces liquides, est d'offrir une pente ménagée permettant leur arrivée facile d'un point à un autre, par la seule différence de niveau, sans quoi il faut recourir à l'emploi de machines pour les élever, ce qui implique des frais plus ou moins onéreux ; et si, dans une entreprise aussi gigantesque que celle de la Compagnie anglaise, la dépense affectée aux forces élévatoires peut passer inaperçue au milieu de toutes les autres, si elle est insignifiante puisqu'elle augmente à peine d'un dixième la valeur de l'eau élevée à 150 mètres, il nous est impossible de ne pas considérer cette augmentation des frais comme onéreuse et hors de proportion avec les avantages qu'en pourraient retirer, à Montpellier, les agriculteurs qui y auraient recours.

Les terrains doivent, de plus, être d'une grande perméabilité pour que les eaux soient rapidement absorbées, ce qui n'a point lieu pour ceux qui avoisinent le Verdanson. En serait-il autrement pour ceux qui longent les Aiguerelles? Leur nature essentiellement sablonneuse permet évidemment d'admettre un égouttement facile ; mais nous ne saurions l'affirmer ; et alors même qu'il en serait ainsi, leur peu d'éloignement de la ville est pour eux, comme pour ceux qui précèdent, un motif suffisant d'exclusion du mode d'arrosage dont nous vous entretenons. Nous ne pouvons oublier, en effet, qu'en Angleterre même, il est défendu de pratiquer des irrigations de ce genre en deçà d'un rayon de 3,200 mètres de la banlieue de Londres.

Les prairies de Lattes remplissent cette dernière condition ; mais le défaut de pente et de perméabilité du terrain s'opposant à une distribution facile des eaux d'arrosage, à leur absorption rapide, à leur écoulement après épuration, il serait peu rationnel de leur appliquer un moyen de fertilisation qui, fût-il possible, nécessiterait, pour faire arriver les eaux sur place, des travaux d'emménagement, et, par suite, des frais assez considérables, tout en exposant les eaux voisines à une infection bien plus fâcheuse que celle qui existe aujourd'hui et qui est déjà si dangereuse pour les populations environnantes.

Distance minimum de 3,200 mètres, pente, perméabilité convenables des terrains en prairies, étendue suffisante et proportionnelle au chiffre de la population dont les immondices doivent être absorbées : telles sont les conditions reconnues comme indispensables pour qu'on puisse rationnellement recourir à l'arrosage avec les eaux d'égout en nature. Or, ces conditions ne se trouvent point aujourd'hui autour de nous ; aussi la Commission n'hésite-t-elle pas à considérer leur emploi comme non applicable à la culture de nos contrées.

Suit-il de là qu'il ne soit pas utile, nécessaire même, dans l'état actuel des choses, de recueillir, pour les rendre au sol dont elles émanent, et les faire contribuer ainsi à la prospérité générale, les matières fertilisantes que les eaux de nos égouts charrient? Évidemment non. Aussi, fort de ce que nous avons observé chez MM. Marès, n'hésitons-nous pas à affirmer qu'il serait bon de les imiter et d'encourager tous ceux qui voudront marcher sur leurs traces.

Ainsi formulée, l'opinion des Membres de la Commission n'en nécessite pas moins quelques développements; et, sans revenir sur des détails que vous connaissez déjà, nous croyons utile de vous en communiquer certains autres qui vous permettront d'apprécier les variétés de composition des eaux fournies par l'égout aboutissant au jardin Marès, et vous rendront plus facile l'intelligence des conclusions auxquelles nous sommes arrrivés.

D'après les notes que M. Marès a bien voulu mettre à notre disposition, l'égout dont son frère et lui exploitent les eaux, reçoit à peu près le tiers de celles que consomme la ville et le tiers des immondices de sa population; il débite, en temps ordinaire, quinze litres environ par seconde.

Le volume d'eau qu'il reçoit est beaucoup plus considérable lorsque le Verdanson n'est pas à sec, et qu'une partie de ses eaux pénètre dans l'égout par le regard situé au-dessus du pont de l'Hôpital-Général, ou lorsqu'on y fait arriver en trop grande abondance, par le ruisseau des Vaches, l'excédant de l'aqueduc des Arcades ou de St-Clément: tout vient alors s'engouffrer dans l'égout en délayant les eaux dans des proportions si considérables, qu'elles ne contiennent plus que des quantités proportionnellement très-faibles de matières organiques. Il en est de même lors des fortes pluies, comme cela a lieu presque tous les ans, du mois d'Octobre au mois de Décembre, et pendant ceux de Mars et d'Avril. Les eaux fournies par le Verdanson et l'aqueduc de St-Clément sont alors, en effet, si abondantes, que la proportion des immondices charriées par l'égout devient presque insignifiante. De fortes pluies, comme celles des automnes de 1864 et 1866, font durer cet état de choses pendant trois à quatre mois consécutifs, et quelquefois plus. En pareil cas, les immondices sont à peu près perdues pour l'agriculture, car les eaux les dissolvent, les entraînent et ne laissent déposer que du sable.

Ces quelques détails, que l'observation pouvait seule faire connaître, permettent d'apprécier combien est variable la richesse des eaux de l'égout du versant nord de notre ville, puisqu'elle peut s'élever tantôt à un centième de leur poids d'immondices, tantôt à un millième seulement, souvent à beaucoup moins. C'est donc aux époques de sécheresse, généralement comprises entre les mois de Mars et d'Octobre, que ces eaux sont le plus chargées. En automne, en hiver et même au printemps, elles sont très-délayées et, dès lors, d'une valeur moindre et souvent nulle.

Toutefois, même dans ces conditions, il faut bien le reconnaître, ces eaux n'en donnent pas moins, en définitive, un rendement avantageux qui ne saurait être négligé; aussi la Commission pense-t-elle que le mode d'exploitation auquel ont recours MM. Marès donne des résultats assez satisfaisants pour qu'on doive l'encourager? Elle affirme donc qu'un moyen assuré d'assainir le Verdanson, dans la partie inférieure de son cours, et de fournir à l'agriculture un engrais précieux, serait d'encourager, de faciliter, de multiplier des emménagements semblables à ceux dont nous avons fait la description ci-dessus, et dont les frais d'installation et d'exploitation sont loin d'être onéreux, quand on les compare, comme nous allons le faire tout à l'heure, à la valeur vénale des produits obtenus.

Ainsi une rigole, construite dans les conditions de celle qui fonctionne d'une manière si satisfaisante chez MM. Mɑrès, étant établie dans toute la longueur du Verdanson, avec une pente de 2 centimètres par 100 mètres, ce qui suffit parfaitement, d'après M. de Fraycinet, pour empêcher tout dépôt de matières putrescibles, on disposerait, de 200 mètres en 200 mètres, des bassins de décantation dallés et maçonnés à la chaux hydraulique, ce qui permettrait aux eaux du Verdanson de conserver leur limpidité première, en même temps que les eaux d'égout, après avoir passé successivement dans les bassins, arriveraient au Lez débarrassées de la plus grande partie des matières fertilisantes qu'elles y versent aujourd'hui, au grand détriment de la pureté et de la salubrité de ses eaux, en pure perte pour l'agriculture.

Si, comme nous sommes autorisé à l'admettre d'après ce que nous avons vu, l'emménagement que nous proposons est applicable au Verdanson qui, seul, jusqu'à présent, a été l'objet de notre examen et de nos appréciations, il ne serait nullement irrationnel de conclure qu'il le serait aussi aux deux autres égouts de Montpellier, ce qui permettrait d'augmenter singulièrement la quantité d'engrais dont on pourrait disposer annuellement. L'expérience permettant d'établir que la quantité de matière sèche, extraite des eaux d'égout par un seul bassin de dépôt, équivaut, dans les bonnes années, à 800 mètres cubes du poids de 800 kilogrammes ; bien que, dans les années médiocres, cette quantité puisse tomber à

500 ou à 600 mètres cubes, on n'en arrive pas moins à cette conclusion, qu'il serait facile de trouver, dans ce mode d'exploitation, de grandes et précieuses ressources pour l'agriculture, un moyen certain d'assurer la salubrité des environs de Montpellier, en assainissant les cours d'eaux infects dont le voisinage a tant à souffrir ; et, en fin de compte, à garantir des bénéfices d'autant plus élevés que l'on modifierait le régime de nos égouts en n'y laissant pas pénétrer les eaux de pluie en trop grande abondance ; car, dit M. de Fraycinet, la richesse des eaux d'égout ne doit être calculée qu'en ayant soin d'écarter les eaux pluviales qu'on laisse aller directement à la rivière.

Cette dernière proposition nous remet en présence de la question relative à l'écoulement des eaux autres que celles qui proviennent des égouts, question à laquelle se rattache de la manière la plus directe ce que nous avons déjà dit de la nécessité d'un cantonnier, chargé, par l'Administration municipale, de veiller, d'une manière toute spéciale, à l'entretien des voies d'écoulement des eaux de nos égouts, qu'elles soient mêlées ou non aux eaux de pluie, de source ou de fontaine.

La loi du 16 Septembre 1807 ne pouvant laisser de doutes sur la nature des obligations qui, au point de vue de la salubrité publique, sont à la charge des communes, peut-on, contrairement à la manière de voir de M. le Maire de Montpellier, en inférer que les Administrations municipales ne peuvent et ne doivent pas rester étrangères à l'entretien et aux améliorations des cours d'eau non navigables, ainsi qu'à l'écoulement facile et régulier de leurs

eaux ? L'Administration municipale de Montpellier peut-
elle, en un mot, répudier toute responsabilité en ce qui
concerne le Verdanson, considéré comme simple cours
d'eau, ne recevant pas les immondices du grand égout
collecteur ou de tout autre ?

A ce point de vue, il importe d'apprécier les causes
et les effets des dégradations dont le lit de ce cours d'eau
peut être le siége, des dommages qui peuvent être la conséquence de ses crues plus ou moins abondantes ; car, si
l'observation des faits permet d'arriver à cette conséquence
que la véritable cause des débordements provient de débouchés insuffisants de certains ponts, de certains travaux
d'art établis par la ville, nul doute qu'il ne lui incombe
l'obligation d'en atténuer les effets. Or, c'est ce qui a lieu
dans l'espèce, et cette obligation est d'autant plus impé-
rieuse, que le lit de ce ruisseau ne s'obstrue pas seulement par des dépôts provenant des propriétés voisines,
mais surtout par des matières qu'amènent les eaux pluviales provenant, soit des champs, soit des rues qui
viennent y aboutir ; circonstances diverses qui font évidemment disparaître la responsabilité des riverains, pour mettre
en évidence, au contraire, celle de la commune, car
les dégradations, les dépressions du sol, suite de ravi-
nades, facilitant la formation de mares infectes plus ou
moins dangereuses par les émanations qui s'en élèvent,
compromettant la salubrité publique, c'est à la ville à les
faire disparaître.

C'est ainsi qu'après avoir pourvu, par les moyens sus-
indiqués, à l'assainissement des divers cours d'eau infects
qui reçoivent les eaux ménagères et les immondices de

Montpellier, car ce que nous disons du Verdanson leur est applicable, nous considérerons comme nécessaires, comme indispensables, une surveillance et un entretien journalier de leurs lits par un agent qui, aux frais de l'Administration municipale, aurait pour tâche de rendre facile l'écoulement des eaux de pluie, et de faire disparaître toutes les dégradations qui en sont la conséquence, comme pour la voirie ordinaire.

Nous ne saurions oublier de rappeler, à ce sujet, combien il importerait que les eaux de pluie, quand elles arrivent en grande abondance et ne proviennent pas seulement des rues de la ville, ne pussent pénétrer dans les égouts, car elles entraînent une grande quantité de terre et de pierres qui obstruent ces canaux, et imposent à l'Administration des curages dispendieux et des réparations onéreuses.

En prenant les précautions que nous nous bornons à indiquer, on aurait l'avantage de prévenir ces dégradations, de ne pas délayer indéfiniment, pour ainsi dire, les liquides à utiliser comme engrais, et, par suite, de maintenir les matières organiques qu'ils tiennent en suspension dans des proportions suffisantes pour dédommager amplement les personnes qui s'occuperaient du soin de les recueillir. Ce détail n'est point à dédaigner, bien qu'il nous soit facile d'établir, par des chiffres précis et concluants, que le mode d'exploitation des eaux d'égout, dont nous proposons d'encourager le développement, donne, même en dépit des éventualités actuelles, des bénéfices on ne peut plus satisfaisants.

Ainsi, un devis estimatif que nous devons à l'obligeance

de M. Marès, permet d'établir que les frais d'installation d'un bassin de dépôt et de ses annexes doivent se chiffrer comme suit :

Rigole de 200 mètres de longueur dans les conditions de largeur et de profondeur déjà indiquées, à 12 fr. le mètre courant . . . . 2,400 ʳ

Bassin de dépôt de 10 mètres de large sur 30 mètres de long et 1 mètre 50 de profondeur, pavé et entouré de maçonnerie hydraulique, en admettant une fouille de 2 mètres de profondeur en moyenne 3,000

Enlèvement et transport à distance des terres extraites 1,000

25 ares de terrain nivelé autour du bassin pour entre-bassin, entrepôt de desséchement des dépôts boueux, chemin, etc., à raison de 200 fr. l'are 5,000

Frais d'exploitation, tenant compte de l'intérêt du capital engagé, de la main-d'œuvre, de l'entretien des engins, du bassin et de la rigole 3,000

TOTAL . . . . 14,400 ʳ

En regard de cette mise de fonds de 14,400 fr., quels sont les bénéfices réalisés?

En laissant de côté le produit exceptionnel de 800 mètres cubes que M. Marès rapporte à ce qu'il appelle les bonnes années, et qui, au prix vénal de 10 fr. par mètre, donnerait un bénéfice de 8,000 fr., nous trouvons que les dépôts fournis par un bassin de la capacité indiquée, varie entre 250 et 600 mètres cubes, selon la richesse plus ou moins grande des eaux exploitées. En prenant pour moyenne 450 ou même 400 mètres cubes, nous arrivons à un revenu net de 4,000 fr., qui donne un intérêt de plus de 25 p. % du capital engagé et des frais d'exploitation.

Ces résultats ne sauraient être taxés d'exagération, puisque, dans nos appréciations, nous avons porté les dépenses à leurs chiffres les plus élevés, et les rendements à une moyenne on ne peut plus modérée ; ils ne sauraient donc laisser de doutes sur les avantages d'un mode d'exploitation qui fait depuis long-temps déjà ses preuves entre les mains de MM. Marès qui ne le continuent que parce qu'il leur donne des bénéfices incontestables. Ces chiffres ne sont pas, en effet, la conséquence de simples prévisions, mais bien l'expression de faits accomplis depuis un assez grand nombre d'années, et qui ne peuvent laisser le moindre doute sur le succès financier de l'entreprise.

Mais, dira-t-on peut-être, placé au débouché même de l'égout, le bassin de MM. Marès reçoit les eaux vierges, c'est-à-dire n'ayant rien perdu de leur richesse, ce qui n'aura plus lieu pour les bassins placés au-dessous et dont les dépôts seront d'autant moins abondants, d'autant moins chargés de matières fertilisantes, qu'ils seront plus éloignés de ce point, et que les eaux qu'ils recevront auront déjà laissé déposer une plus grande quantité de ces matières dans les bassins supérieurs, ce qui placera évidemment les industriels qui les exploiteront dans des conditions moins avantageuses que celle de ces Messieurs.

A première vue, cette observation semble ne pas manquer d'une certaine valeur, mais elle est plus spécieuse que concluante, car un peu de réflexion permet d'arriver à ce résultat, que les matières recueillies dans les bassins les plus rapprochés de l'embouchure de l'égout dans le Verdanson, sont plus chargées de terre et de sable que celles qui sont déposées plus loin, les parties terreuses plus lourdes que les matières organiques auxquelles elles sont associées se précipitant en plus grande abondance dans les premiers bassins. Or, comme la valeur vénale de tout engrais n'est point basée sur sa masse mais sur ses qualités, c'est-à-dire sur la quantité de matière fertilisante qu'il contient et que l'on peut doser avec la plus grande précision, il s'ensuit que les produits obtenus dans les bassins les plus éloignés de l'égout gagneront en qualité ce qu'ils pourraient perdre en quantité. Cette dernière, du reste, ne saurait être diminuée d'une manière trop sensible, quand les appréciations de MM. Marès établissent que les dépôts qu'ils obtiennent enlèvent le dixième, tout au plus, des matières organiques en suspension dans les eaux qu'ils exploitent.

Une objection qui sera sans doute élevée contre l'établissement d'un plus ou moins grand nombre de bassins de dépôt sur les bords du Verdanson et des Aiguerelles, sera inspirée par la crainte de voir multiplier les foyers d'émanations putrides et malsaines, qu'elles proviennent des bassins eux-mêmes contenant les liquides à décanter, ou des dépôts boueux étendus sur les plates-formes et soumis à l'action desséchante de l'air et du soleil.

Les partisans de cette manière de voir pourront même, au besoin, invoquer le verdict de personnes qui, appelées à faire connaître leurs opinions dans les diverses enquêtes, poursuivies en Angleterre, sur le meilleur mode d'emploi et d'exploitation des eaux d'égout, se sont fortement prononcées contre leur accumulation au voisinage des villes, dans le but de les soumettre à des manipulations destinées à en extraire, par précipitation simple ou à l'aide de réactifs, les matières fertilisantes qu'elles contiennent.

Tout en respectant des opinions émises, avec conviction, par des hommes aussi éminemment pratiques que ceux dont M. de Fraycinet invoque l'autorité, nous ne pouvons nous empêcher de dire que ce qui se passe dans l'établissement Marès est en opposition de tout point avec les allégations de MM. Franckland et Hoffmann, lorsqu'ils assuraient, en 1859, que les matières, une fois séparées des eaux mêmes désinfectées, passent rapidement, dans les temps chauds, à un état de putréfaction active qui ne peut être arrêtée que par l'usage de masses de désinfectants pratiquement impossibles, et qui nécessite leur rapide enlèvement, surtout pendant l'été.

La Commission a constaté, nous l'avons déjà dit, qu'il ne s'échappait aucune mauvaise odeur, ni du bassin, ni des 100 mètres cubes d'engrais déposés sur ses bords, au moment où elle visitait l'établissement de MM. Marès ; et, depuis que ce bassin fonctionne, aucune plainte n'a été adressée, à ce sujet, à l'Autorité. Il est vrai que ces Messieurs enlèvent les dépôts assez promptement pour que d'ordinaire leur masse n'excède pas 15 à 20 mètres cubes.

« Les méthodes par précipitation des eaux d'égout, dit, » de son côté, M. Way, n'ont jamais donné de résultats » qui paient la somme dépensée. »

Cela peut être vrai lorsqu'on a recours à des agents chimiques destinés à faciliter le précipité ; mais nous croyons avoir suffisamment prouvé ci-dessus qu'il en était tout autrement lorsque le dépôt se formait spontanément. Aussi ne saurions-nous considérer comme applicable à nos pays les lignes suivantes : « Les faits semblent donc con-
» firmer que , partout où l'on a cherché à séparer les ma-
» tières fertilisantes contenues dans les eaux d'égout, on
» n'a obtenu qu'un résultat déplorable au point de vue
» commercial, en même temps qu'on avait créé , aux portes
» des villes, un foyer permanent d'infection. »

Vraie, sans doute, pour ce qui se passe en Angleterre, cette formule est tellement en opposition avec ce que nous avons constaté, qu'il nous paraît logique d'admettre qu'il existe probablement, dans ce pays, des conditions que l'on ne trouve pas dans nos contrées : de là des résultats dia-métralement opposés, pour ainsi dire.

Nous comprenons, en effet, que si, pour obtenir par pré-cipitation les matières organiques contenues dans les eaux d'égout d'une ville aussi populeuse que Londres, on les rassemble dans un seul et même lieu, on constitue un foyer putride excessivement redoutable ; l'énorme quantité de matières extraites devenant elles-mêmes, quelle que soit, d'ailleurs, la quantité de désinfectants employés, le point de départ d'émanations délétères, si elles ne sont pas rapidement enlevées, opération qui ne saurait être ni facile, ni prompte, vu les masses à déplacer.

Les limites assez restreintes quant à la quantité d'eau d'égout à traiter qui ne dépasse jamais 30 mètres cubes sur un point déterminé, celles des matières déposées qui n'atteignent que la moitié de ce chiffre (circonstance qui permet de les enlever facilement), nous semblent établir, entre ce qui pourrait se passer aux portes de Londres, avec un seul et immense réservoir, et ce qui se passe à Montpellier, des différences toutes à l'avantage du mode d'exploitation que nous vous proposons d'encourager, et qui, en disséminant sur une assez grande surface les bassins de dépôt, s'oppose, par cela même, à la concentration trop grande, sur un seul et même point, des liquides putrescibles.

En procédant ainsi, n'imitons-nous pas, d'ailleurs, ce qu'en temps d'épidémie, et d'épidémie par infection surtout, les médecins s'empressent de faire en disséminant les malades? Multiplie-t-on, pour cela, les foyers d'infection? L'expérience a répondu suffisamment pour que nous n'ayons pas besoin d'insister.

Nous ne saurions, de plus, oublier de rappeler qu'en autorisant ces bassins de décantation, nous ne créons pas de nouveaux foyers d'infection; ceux-ci n'existent que trop, depuis long-temps, sur une étendue de plusieurs kilomètres, et l'expérience prouve que la canalisation des eaux d'égout empêchant les dépôts de matières putrescibles, il n'y a pas de décomposition sur place, les bassins eux-mêmes exploités convenablement ne donnant aucune émanation fétide ou dangereuse.

Une autre circonstance qui nous paraît influer sur les résultats observés en Angleterre et à Montpellier, est la différence des conditions météorologiques au milieu desquelles les mêmes procédés d'exploitation des eaux d'égout sont appliqués. Une atmosphère constamment

chargée d'humidité ne saurait évidemment, comme celle
de nos pays, amener une dessication prompte, rapide,
presque instantanée de dépôts boueux formés de sub-
stances très-hygrométriques, et qui, sous un climat comme
celui du Royaume-Uni, doivent s'approprier constamment
une partie de la vapeur d'eau ambiante, ce qui s'oppose
non-seulement à leur desséchement, mais facilite leur
décomposition.

Il nous est plus difficile de comprendre et d'expliquer
pourquoi la précipitation des eaux d'égout, en Angleterre, ne donne pas, d'après M. Way, des produits d'une
valeur commerciale avantageuse ; nous ne pouvons, à ce
sujet, répondre qu'en affirmant qu'à Montpellier, c'est
tout juste le contraire qui a lieu ; car, s'il en était autrement, MM. Marès, qui ont depuis long-temps recours à ce
mode d'exploitation pour obtenir les engrais nécessaires
à la fumure de leurs vastes domaines, y auraient certes
renoncé ; en agissant autrement, ils auraient fait un métier
de dupes : rôle qu'ils n'ont jamais voulu jouer, et qu'ils
ne jouent pas, vous pouvez en être certains.

En résumé, la question d'assainissement du cours du
Verdanson se résout par les mesures suivantes :

1° Construction d'un radier convenablement établi, par
les soins de M. Henri Cazalis, de manière à faire système
avec le barrage inférieur de sa propriété de Lavanet.

2° Empierrement des trous plus ou moins profonds
qui dégradent cette partie du lit du Verdanson comprise
entre le barrage précité et la fontaine de Jacques-Cœur.

3° Nivellement et entretien journalier, par un cantonnier spécialement chargé, par l'Administration municipale, de rendre facile l'écoulement des eaux depuis le barrage Cazalis jusqu'à la rivière du Lez.

Exécution rigoureuse des règlements de police relatifs à la voirie.

4° Supprimer l'embranchement de l'égout de la Pile au Verdanson.

Raccorder complétement l'égout lui-même au ruisseau des Vaches qui, de son côté, déboucherait, par l'intermédiaire du conduit couvert qui lui fait suite, dans l'égout collecteur préalablement prolongé de 120 mètres en amont du regard actuel (1).

5° Faire disparaître la stagnation des eaux fétides et putrescibles, en amont du chemin de Sémalens, par la suppression du passage à niveau existant sur ce point de la route qui sert de lit au ruisseau, et construire un pont qui permette de donner à cette partie du Verdanson, une pente suffisante pour rendre facile l'écoulement de ses eaux.

---

(1) S'il faut en croire les appréciations d'un Membre du Conseil, la construction des 120 mètres d'égout proposée, ne coûterait que 2,160 fr., c'est-à-dire 18 fr. le mètre courant ; mais cette évaluation ne peut que nous laisser quelques doutes dans l'esprit lorsque nous nous rappelons que la même longueur de rigole faisant partie de l'établissement Marès n'en coûte pas moins de douze. La section bien plus considérable de l'égout à prolonger ne nous permet pas, dès lors, d'admettre que la dépense puisse être aussi peu élevée que le pense notre honorable collègue; mais laissant aux hommes spéciaux le soin d'en déterminer le chiffre à l'aide d'études précises, nous croyons être le fidèle interprète du Conseil en disant que, dans la pensée de ses Membres, ce ne serait pas acheter trop cher l'assainissement complet de cette partie du Verdanson, que d'y consacrer 5 ou 6,000 francs.

6° Établir, dans toute l'étendue du ruisseau, une rigole en maçonnerie, de dimensions déterminées, permettant un écoulement rapide des eaux d'égout, et les conduisant dans des bassins de décantation maçonnés et dallés, placés à 200 mètres environ de distance les uns des autres, pour y recueillir, par décantation, à l'exemple de MM. Marès frères, les matières organiques que charrient ces eaux, et qui sont de nature à fournir d'excellents engrais.

7° Encourager ce mode d'exploitation sur les bords des Aiguerelles.

Les conclusions de la Commission ainsi formulées, nous ne saurions déposer la plume sans rappeler que les égouts étant une conséquence fatale des grandes agglomérations d'hommes et de tout ce qui se rattache à leur entretien, constituent, à cause de la grande quantité de matières organiques animales et végétales que contiennent leurs eaux, un danger permanent pour les habitants des grandes villes. Il serait donc à désirer que les établissements destinés à leur assainissement fussent, aussi bien que les entrepôts de vidanges, les clos d'équarrissage, etc., classés à côté des halles, des abattoirs, des hôpitaux, des cimetières, dont l'installation et l'emménagement ne sont nullement abandonnés à l'initiative individuelle, mais bien à la charge des villes qui peuvent affermer, au moins certains d'entre eux, avec avantage.

Un fait que l'on ne saurait méconnaître et ne pas prendre en sérieuse considération, c'est que la plupart des personnes qui se livrent aux diverses industries dont nous venons de parler, sont, en général, dans l'impossibilité,

faute d'avances suffisantes, de faire les dépenses nécessaires pour obtenir des résultats capables de satisfaire à
la fois leurs intérêts propres et ceux du public. De là, les
procédés plus ou moins imparfaits, irrationnels même,
auxquels elles n'ont que trop souvent recours dans leurs
entreprises, au grand détriment de la santé publique et
de l'agriculture.

Obtenir des villes de pourvoir aux premiers frais d'installation des établissements de ce genre; de la ville de
Montpellier, en particulier, la création de ceux que peuvent
nécessiter l'assainissement du Verdanson, et mieux encore
de tous les ruisseaux qui continuent ses égouts couverts,
avec la faculté d'affermer ces établissements et les engins
nécessaires à leur exploitation, à des entrepreneurs qui
n'auraient plus à s'occuper que de la partie industrielle,
serait, on peut le dire, donner une impulsion on ne peut
plus salutaire à des industries qui, livrées à elles-mêmes,
seront constamment un objet de répulsion, de dégoût, et
ne sauraient, dans les conditions actuelles, rendre à la
société les services de premier ordre qu'elle est en droit
d'en attendre.

Inaugurer une ère nouvelle serait, à ce point de vue,
digne de la ville qui s'honore, à si juste titre, de ses
traditions médicales, et nous serions heureux, pour notre
part, d'avoir contribué en quelque chose à un résultat qui,
nous ne pouvons en douter, serait bientôt imité.

Montpellier, le 15 Mars 1868.

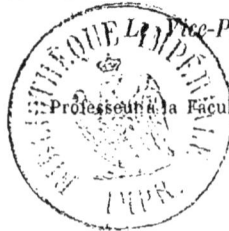

Le Vice-Président du Conseil,

DUMAS.

Professeur à la Faculté de Médecine de Montpellier.

COURS DU VERDANSON

*relatif à l'assainissement de la partie comprise
entre l'Usine de Lavanet et le Pont de la Fontaine
du Pila St Gely.*

Usine
Lavanet

D

trous à combler

A

B

Usine
de la Pile

C

R. de l'Esplanade

Hôpital
Général

Ruisseau des Vaches

Petites Sœurs
des Pauvres

Pont de la Fontaine
Pila St Gely

Maison Centrale

Petites des Petites
Sœurs Pauvres

LÉGENDE

aboutissant dans le Verdanson de l'embranchement
de l'égout de la pile à supprimer.
aboutissant du ruisseau des Vaches au Verdanson.
Regard actuel de l'égout collecteur à prolonger jusqu'au point B
sur une longueur de 120 mètres.
Barrage inférieur de l'Usine de Lavanet qui doit être complété par un radier,
et au dessous duquel sont les trous à empierrer.

Echelle de un millimètre par 4 mètres ($\frac{1}{4000}$)

25   50   75   100   200   300   400   500

Lith. Donnadieu, Montpellier.

131